Schlankes und Grünes Kochbuch für Anfänger

1200 Tage Einfache Und Leckere Schlanke Und Grüne Rezepte, Die Ihnen Helfen, Ihre Figur Zu Halten Und Gesund Zu Bleiben, Indem Sie Die Kraft Der "Fueling Hacks Meals" Nutzen

Mit Lendocin Dress

Inhaltsübersicht

Einführung

Lean and Green Diet ist ein Programm zur Gewichtskontrolle, das Ihnen hilft, Gewicht zu verlieren und dauerhafte Ergebnisse zu erzielen. Mit dem Schwerpunkt auf Portionskontrolle, nährstoffreichen Lebensmitteln, dem Verzicht auf verarbeitete Lebensmittel und täglicher Bewegung hilft Ihnen dieser Diätplan, mit minimaler Willenskraft den gesunden Körper zu erreichen, den Sie sich wünschen.

Die Lean-and-Green-Diät ermutigt die Menschen, jeden Tag die richtigen Lebensmittel zu wählen. Diese Diät funktioniert, weil sie ein Leben lang befolgt werden kann und auf positiven Gewohnheiten basiert, die das Gewichtsmanagement ohne Entbehrungen oder Diäten fördern.

Das Konzept der Lean-and-Green-Diät beruht auf der Tatsache, dass die Amerikaner mehr gesättigte Fette zu sich nehmen als je zuvor. Diese Art von Diät ist darauf ausgerichtet, die Fettaufnahme zu reduzieren und die Muskelmasse im ganzen Körper zu erhöhen. Die Lean-and-Green-Diät beinhaltet auch eine Bewegungskomponente. Wenn Sie ein Trainingsprogramm mit einer fettreduzierten Ernährung kombinieren, werden Sie schneller Ergebnisse sehen, als wenn Sie sich nur an das eine oder das andere halten.

Wie das Sprichwort sagt: "Du bist, was du isst". Zu den Vorteilen einer schlanken und grünen Ernährung gehören Gewichtsabnahme, Senkung des Cholesterinspiegels und des Blutdrucks sowie eine Verbesserung der kognitiven Funktionen. Mageres Eiweiß wie Fisch, Hühnerbrust oder Rindersteak sind gesunde Fleischquellen, die weniger Fett enthalten als rote Fleischsorten, die zu einer Gewichtszunahme führen können. Grünes Gemüse ist kalorienärmer als andere Gemüsesorten und liefert außerdem eine Reihe von Vitaminen wie Vitamin C, Kalzium, Eisen und Magnesium.

Eine magere, grüne Ernährung erhöht auch Ihre Chancen auf ein längeres Leben, da sie das Risiko von Herz-Kreislauf-Erkrankungen, Schlaganfällen und Krebs verringert.

Wenn Sie auf der Suche nach einer Diät sind, bei der die Gesundheit im Vordergrund steht und die das Budget nicht sprengt, könnte dies Ihre Antwort sein. Die Lean and Green Diät ist viel mehr als nur eine Zahl auf der Waage. Sie wurde entwickelt, um die natürlichen Stoffwechselreaktionen Ihres Körpers auszugleichen, die Darmfunktion zu verbessern, die Stoffwechselrate zu erhöhen und die Gewichtsabnahme zu beschleunigen, ohne einen dieser Faktoren negativ zu beeinflussen.

Bei der schlanken und grünen Ernährung geht es auch darum, umweltbewusst zu sein, um die Welt um uns herum vor all den Abfällen zu schützen, die durch ungesunde Lebensmittelproduktionspraktiken entstehen. Der Schwerpunkt liegt auf dem Verzicht auf Fleisch aus Massentierhaltung, da dort kein Fleisch ohne den Einsatz von Steroiden oder Hormonen zur Steigerung des Wachstums erzeugt wird. Das gesamte Fleisch, das wir verzehren, stammt aus Freilandhaltung, wo keine chemischen Behandlungen oder Antibiotika zur Aufzucht von Tieren für Lebensmittel verwendet werden.

Das Grundprinzip der Lean and Green Diet ist der Gedanke, dass wir uns beim Essen oft für etwa eine Stunde mit Energie versorgen, bevor unser Körper etwas anderes benötigt. Wenn wir ständig Zwischenmahlzeiten zu uns nehmen und nur eine oder zwei Mahlzeiten zu uns nehmen, gewöhnt sich unser Körper daran, nur einen kleinen Energievorrat zu haben. In diesem Fall sendet der Körper Signale aus, die den Hunger fördern, bis er genug Energie erhält, um sich selbst zu versorgen. Daher sind wir ständig hungrig, auch wenn wir gerade erst gegessen haben; der Körper hat sich daran gewöhnt, nur einen kleinen Vorrat zu haben. Aus diesem Grund neigen Menschen, die drei Mahlzeiten am Tag zu sich nehmen, dazu, ihre Gesamtkalorienzufuhr zu reduzieren, weil sie nicht die gleichen Hungersignale erhalten wie diejenigen, die ständig naschen.

Salate und Gemüse gelten vielleicht nicht als "fettreich", aber bei einer kalorienarmen Diät ist es wichtig, bestimmte Lebensmittel zu vermeiden.

1) Vermeiden Sie Salatdressings mit einem hohen Anteil an gesättigten Fettsäuren - Salatdressings auf Mayonnaisebasis, wie z. B. Ranch-Dressing, enthalten die meisten gesättigten Fettsäuren. Dressings wie Vinaigrette sind eine bessere Wahl (oft aus Olivenöl hergestellt).

2) Vermeiden Sie frittierte Lebensmittel - Alles, was frittiert wird, hat den höchsten Fettgehalt. Gemüse kann stattdessen leicht sautiert werden.

3) Entscheiden Sie sich für Gegrilltes oder Gebratenes statt für Gebratenes - Wenn Sie Fleisch essen wollen, vermeiden Sie es zu frittieren und entscheiden Sie sich für Gegrilltes oder Gebratenes. So erhalten Sie im Wesentlichen den gleichen Geschmack und haben weniger Fettgehalt.

4) Vermeiden Sie Sahnesaucen - Saucen auf Sahnebasis haben einen hohen Fettgehalt. Achten Sie auf Saucen auf Tomatenbasis (Spaghetti-Sauce, Alfredo-Saucen) oder cremig (Béchamel).

5) Lesen Sie das Etikett mit den Nährwertangaben - Auf dem Etikett mit den Nährwertangaben auf der Rückseite der Verpackung ist die Fettmenge pro Portion angegeben. Dies ist besonders wichtig, wenn Sie eine Diät machen und Kalorien zählen.

6) Vermeiden Sie Vollfettkäse - Sie sollten Vollfettkäse vermeiden und stattdessen fettreduzierten oder fettarmen Käse wählen.

7) Vermeiden Sie verarbeitete Fleischsorten - dazu gehören vorgekochter Schinken und Salami. Diese enthalten übermäßige Mengen an Natrium und Konservierungsstoffen.

8) Vermeiden Sie frittierte Lebensmittel - dazu gehören auch Pommes frites. Pommes frites werden in der Regel in heißem Öl oder Fett gebacken, wodurch der Gehalt an gesättigten Fettsäuren steigt.

9) Beschränken Sie den Verzehr von rotem Fleisch auf 2 Portionen pro Woche - Rotes Fleisch enthält einen hohen Anteil an gesättigten Fettsäuren, daher sollten Sie Ihren Verzehr auf höchstens 2 Portionen pro Woche beschränken. Rotes Fleisch sollte gebraten oder gegrillt werden, nicht gebraten.

10) Verwenden Sie fettarme Milchprodukte - dazu gehören Magermilch und 1%ige Milch, Käse, Butter, Joghurt und saure Sahne.

Die Lebensmittel, die wir essen, haben so viele gute Seiten, und wenn wir besser auf uns aufpassen, können wir ein langes, angenehmes Leben führen. Mit einer schlanken und grünen Ernährung können wir unser Essen genießen, abnehmen und gleichzeitig auf unseren Körper achten.

Die Grundlagen Der Schlanken Und Grünen Ernährung

Die schlanke und grüne Ernährung ist eine der nahrhaftesten Diäten überhaupt. Sie soll umweltfreundlicher sein als andere Diäten wie Veganismus und Vegetarismus, aber dennoch eine gute Ernährung für Ihren Körper bieten. Das Hauptprinzip dieser Diät besteht darin, sich auf vollwertige Lebensmittel zu konzentrieren, die nur minimal verarbeitet, roh oder bei niedrigen Temperaturen gekocht sind, und Lebensmittel mit vielen Chemikalien zu vermeiden.

Mit dieser Diät fühlen Sie sich sowohl körperlich als auch geistig wohl, denn sie fördert die Gesundheit auf ungiftige Weise.

Wer sollte es versuchen?

Wer die Zeit und die Mittel hat, diese Diät zu unterstützen, sollte das auch tun, denn wie jede andere Diät erfordert sie einen erheblichen Zeitaufwand und viel persönliche Kraft. Wenn Sie die Möglichkeit haben, zu Hause zu kochen oder nicht in Supermärkten mit verarbeiteten Lebensmitteln einkaufen möchten, ist dies eine hervorragende Möglichkeit, einen gesunden Lebensstil zu führen. Sie können die Diät auch einfach nur als Änderung einiger Aspekte Ihres Alltags oder als Ergänzung zu anderen Diäten ausprobieren, wenn Sie ein begrenztes Budget haben.

Lean and Green ist ein Diätprogramm, das eine Kombination aus frischen Lebensmitteln und vorgefertigten Speisen und Snacks beinhaltet. Lean and Green bietet auch zusätzliche Hilfe durch eine bestimmte Betreuungsperson. Wenn Sie Ihren zwölfwöchigen Startplan abgeschlossen haben, sollte Ihre durchschnittliche Lean and Green-Mahlzeit fünf bis sieben Unzen gekochtes mageres Eiweiß sowie drei Portionen nicht stärkehaltiges Gemüse und bis zu zwei Portionen gesunde Fette enthalten. Der Plan sieht vor, bis zu sechs Mahlzeiten über den Tag verteilt zu essen.

Wenn Sie mehr abnehmen möchten als in der ersten Phase, können Sie den ursprünglichen Diätplan länger beibehalten, bis Sie Ihr Zielgewicht erreicht haben. Sobald Sie dieses Gewicht erreicht haben, sollten Sie gefahrlos in die "Übergangsphase" eintreten. In dieser Phase erhöhen Sie langsam Ihre tägliche Gesamtnahrungsaufnahme auf maximal 1.550 Kalorien pro Tag und nehmen gleichzeitig eine größere Vielfalt an Lebensmitteln zu sich, darunter Vollkornprodukte, Obst und fettarme Milchprodukte wie Joghurt und Käse. Die Lean-and-Green-Diät bietet auch zusätzliche Hilfsmittel zur Unterstützung der Gewichtsabnahme und -erhaltung, darunter Tipps und Anregungen, Community-Foren, wöchentliche Unterstützungsanrufe und eine App, mit der Sie Mahlzeitenerinnerungen einstellen können, um Ihre Nahrungsaufnahme und Ihr Aktivitätsniveau zu verfolgen.

Was ist eine schlanke und grüne Diät?

Die Lean-and-Green-Diät soll den Menschen helfen, Gewicht und Fett zu verlieren, indem sie Kalorien und Kohlenhydrate durch portionsgerechte Mahlzeiten und Snacks reduziert. Die Grundlage bilden kohlenhydratreduzierte Programme, die verarbeitete, verpackte kalorienreduzierte Lebensmittel mit selbst zubereiteten Mahlzeiten kombinieren, die die Gewichtsabnahme fördern. Sie können aus mehreren Optionen wählen, die alle Produkte, sogenannte "Fuelings", sowie selbst zubereitete Mahlzeiten umfassen, die dem Lean and Green-Kohlenhydrat-Fett-Verhältnis folgen. Die Fuelings bestehen aus über sechzig Produkten, die wenig Kohlenhydrate, aber viel Eiweiß und probiotische Kulturen enthalten. Diese freundlichen Bakterien können Ihre Darmgesundheit fördern. Zu den Fuelings gehören Snack-Riegel, Kekse, Shakes, Pudding, Müsli, Suppen und Nudeln. Sie sind alle superpraktisch und nahrhaft und sorgen gleichzeitig für ein gutes Sättigungsgefühl.

Lebensmittel für die schlanke und grüne Diät

Das ist die erste Frage, die man sich bei einer neuen Diät immer stellt: "Was werde ich essen?" Denn Essen ist für uns alle wichtig. Es ist nicht nur lebensnotwendig, sondern auch genussvoll und gesellig. Die meisten von uns sind daran gewöhnt, eine Reihe von Lebensmitteln aus allen wichtigen Gruppen zu essen, aber wir alle müssen zugeben, dass wir unsere Lieblingsspeisen haben - und unsere Hasslieblinge! Lassen Sie mich Sie zunächst beruhigen, indem ich Ihnen sage, was Sie nicht essen werden: Die Lean-and-Green-Diät enthält nichts, was "seltsam", ungewöhnlich oder einfach nur langweilig und unappetitlich ist! Sie werden eine große Auswahl an natürlichen, nahrhaften Lebensmitteln zu sich nehmen, die Sie bereits gewohnt sind, zuzubereiten und zu essen. Das Geheimnis des Abnehmens liegt in der Planung, der Unterstützung und der Durchführung des Programms, das Sie nach Ihren Bedürfnissen und Vorlieben auswählen werden.

Der Lean-and-Green-Diätplan umfasst zwei Programme zur Gewichtsabnahme sowie einen sorgfältig ausgewogenen Plan zur Gewichtserhaltung. Um die Frage zu beantworten: Was Sie essen, wie häufig Sie es essen und wie viel Sie davon essen, hängt ganz davon ab, an welchem der Pläne Sie teilnehmen und in welcher Phase des Plans Sie sich gerade befinden.

Viele Diäten, die auf dem Markt sind, sind nur deshalb erfolgreich, weil sie die Arten von Lebensmitteln, die Sie essen dürfen, und die Art, wie Sie sie zubereiten oder kombinieren können, radikal einschränken. Lean and Green tut das nicht, weil wir denken, dass diese Art zu essen irgendwann langweilig werden kann. Darum müssen Sie sich jetzt keine Sorgen mehr machen, es gibt keine unangenehmen Überraschungen mehr, wenn Sie sich für Lean and Green entscheiden! Die große Vielfalt und die zahlreichen Arten von Lebensmitteln, die Sie genießen werden, werden dafür sorgen, dass Sie sich gut ernährt fühlen und gerne weitermachen. Dieses spezielle Kochbuch hilft Ihnen bei der Zubereitung und Einbeziehung aller leicht erhältlichen, preiswerten und beliebten Lebensmittel, die in jeder gesunden Ernährung vorkommen sollten. Darüber hinaus werden Sie mit Lean and Green viele vertraute, nahrhafte und leckere Lebensmittel in ausgewählten Abständen über den Tag verteilt essen, was Ihnen hilft, Ihren Körper zu bereichern, während Sie ungesundes Übergewicht verlieren.

Auch bei der Menge an Grünzeug und nicht stärkehaltigem Gemüse gibt es keine Einschränkungen. Sie können Kohl, Grünkohl, Blumenkohl, Brokkoli, Spargel und Zucchini zu sich nehmen. Sie sind auch nicht auf fettfreie Lebensmittel beschränkt. Bei dieser Diät werden Sie schmackhafte Lebensmittel essen, die gesunde Fette enthalten. Fette wie Oliven- und Nussöl zum Kochen und für Salatdressings sind gut. Wenn Sie nicht Veganer sind, können Sie viele fettarme Milchprodukte essen. Leckere Joghurts und schmackhafte Käsesorten sind nicht tabu! Frische Eier, fettarme Milch und gefrorene Desserts sind ebenfalls in Ordnung. Viele schöne frische Früchte sind in Ordnung. Daumen hoch für knackige Äpfel, saftige Orangen, süße Weintrauben, pikante Ananas und energiereiche Bananen! Und damit Sie den ganzen Tag über satt bleiben, enthält die Lean and Green-Diät natürlich auch die wohltuenden, lebensspendenden und köstlichen Vollkornprodukte und Samen. Das alles ist ausgewogen, praktisch und schmeckt gut!

Was ist Tanken?

Fueling ist eine maßvolle, kalorienkontrollierte Art der Zwischenmahlzeit, die Ihnen hilft, Ihr Energieniveau aufrechtzuerhalten und sich den ganzen Tag über satt zu fühlen. Genauer gesagt, stellt regelmäßiges Fueling sicher, dass Sie für Ihr Aktivitätsniveau richtig ernährt sind, egal ob Sie in Ihrem Job arbeiten oder trainieren. Richtig konsumierte Fuelings geben Ihnen die Gewissheit, dass Sie während der Lean-and-

Green-Diät keine wichtige Muskelmasse verlieren, denn mit sorgfältig zubereiteten Fueling-Produkten nehmen Sie viele Proteine, Ballaststoffe und wichtige Nährstoffe zu sich, die für den Erhalt der Muskelmasse unerlässlich sind.

Zu vermeidende Lebensmittel

Wenn Sie sich gesünder ernähren, müssen Sie einige Lebensmittel weglassen. Es sind die üblichen Verdächtigen: Fette sollten die gesunde Art sein, d. h. Butter, Pflanzenfett und Kokosnussöl sind nicht zu empfehlen. Außerdem sollten Sie den Verzehr von stärkehaltigem Gemüse einschränken: Mais, Kartoffeln, Erbsen usw. Naschkatzen: Zuckrige Getränke, Desserts, Kekse und Schokolade sind tabu.

Wie Sie wissen, ist nicht nur entscheidend, was Sie essen oder wann Sie essen, um abzunehmen. Auch die Häufigkeit des Essens ist ein wichtiger Aspekt. Lean and Green ist keine Ausnahme von dieser Regel.

Die Essgewohnheiten und Vorlieben eines jeden Menschen sind so einzigartig wie seine Biologie und Persönlichkeit. Wir alle sind Wesen der Gewohnheit. Einige unserer Gewohnheiten sind gut, andere nicht so gut! Es gibt Menschen, die gerne jeden Tag mindestens eine große Mahlzeit zu sich nehmen, aber zwischendurch nicht auftanken. Sie beginnen ihren Tag mit einem kräftigen Frühstück und essen den ganzen Tag über sparsam. Manche lassen das Frühstück ganz aus und essen dann mittags einen schnellen Snack, weil sie ihre Hauptmahlzeit lieber später essen. Einige vielbeschäftigte Menschen sind "Grazer", die gerne kleine, häufige Mahlzeiten zu sich nehmen. Es gibt eine Gruppe von Menschen, die den ganzen Tag über Snacks zu sich nehmen und nie eine ausgewogene Mahlzeit essen.

Essgewohnheiten und Vorlieben für bestimmte Lebensmittel sind eine ganz persönliche Angelegenheit. Es gibt kohlenhydrat- und zuckersüchtige Menschen, manche stehen auf fettige Lebensmittel, andere sind gesundheitsbewusster und ernähren sich pflanzlich. Manche Menschen müssen ihre Gewohnheiten umstellen, wenn sie sich schlank und grün ernähren.

Wie ich bereits erklärt habe, besteht das Wesen der Lean-and-Green-Diät darin, den Körper regelmäßig über den Tag verteilt zu "betanken", um entweder eine, zwei oder drei Hauptmahlzeiten zu ergänzen. Die Einfachheit und Vielseitigkeit der Lean and Green Diät ist wirklich hilfreich. Sie können alle drei Pläne ausprobieren, um herauszufinden, welcher Ihren Bedürfnissen am besten entspricht und Ihnen auch auf Dauer gut tut. Sobald Sie Ihr Zielgewicht erreicht haben, können Sie experimentieren.

Das Kochbuch wird Ihnen dabei helfen, denn es enthält Rezepte, die Sie zubereiten können, wenn Sie sich ausgewogen und frisch ernähren wollen.

Bei der Lean-and-Green-Diät wird empfohlen, je nach Plan sechs oder sieben Mal am Tag zu essen.

Optimal Weight 5 & 1 Plan

Dies ist der beliebteste Plan, er umfasst fünf Tankfüllungen und eine ausgewogene Lean and Green-Mahlzeit pro Tag.

Optimal Weight 4 & 2 & 1 Plan

Dieses Programm ist für Personen gedacht, die mehr Kalorien und mehr Flexibilität bei der Auswahl der Lebensmittel benötigen. Dazu gehören vier Tankfüllungen, zwei Lean and Green-Mahlzeiten und ein Snack pro Tag.

Der Optimal Health 3 & 3 Plan ist speziell für die Erhaltung der Gesundheit konzipiert. Er umfasst drei Tankfüllungen und drei ausgewogene Lean and Green Mahlzeiten pro Tag.

Wie funktioniert die schlanke und grüne Diät zur Gewichtsabnahme?

Die Lean-and-Green-Diät wird für Sie arbeiten und Sie unterstützen, wenn Sie überschüssiges Gewicht und Körperfett verlieren und die Veränderungen beibehalten wollen. Einer der Hauptgründe, warum die Lean and Green Diät so effizient funktioniert, ist, dass der Diätplan so einfach umzusetzen und beizubehalten ist, so dass Sie nicht "rückfällig werden" und sich selbst betrügen, indem Sie mehr essen als Sie sollten oder Lebensmittel, die Sie nicht essen sollten. Die Lean-and-Green-Diät hilft Ihnen, Gewicht zu verlieren und Ihr Körperfett zu reduzieren, da sie sehr genau darauf ausgelegt ist, Ihnen zu helfen, diese unerwünschten zusätzlichen Zentimeter schnell loszuwerden. Sie hilft Ihnen, dies zu erreichen, indem Sie die Kalorien und Kohlenhydrate, die Sie täglich zu sich nehmen, durch die Verwendung der sorgfältig portionierten Mahlzeiten und Snacks, die in dem Programm enthalten sind, reduzieren. Wenn Sie diese Mahlzeiten und Snacks verwenden und sie mit einem regelmäßigen Sportprogramm kombinieren (und nicht schummeln und Schokolade naschen!), wird das Endergebnis, das Sie erreichen, ein erheblicher Gesamtgewichtsverlust und eine verbesserte Gesundheit sein, die Sie leicht aufrechterhalten können.

In den letzten zwanzig Jahren hat sich die Gewichtsabnahme zu einem einflussreichen Wirtschaftszweig entwickelt, in dem zahlreiche Diäten und Produkte auf dem Markt sind. Daher gibt es zwangsläufig viele klinische Untersuchungen über die Effizienz und Sicherheit von Abnehmprodukten und Diäten. Einige Studien haben eindeutig gezeigt, dass ein größerer Gewichtsverlust gewährleistet ist, wenn diejenigen, die abnehmen wollen, ein Programm befolgen, das entweder vollständige oder teilweise Mahlzeitenersatzpläne enthält, im Vergleich zu traditionelleren kalorienbeschränkten Diäten, die keine Mahlzeitenersatzprodukte enthalten.

Das Fazit ist, dass die Lean and Green Diät durch die Reduzierung der gesamten Kalorienzufuhr sehr effektiv zur Gewichtsabnahme beitragen wird. Wenn Sie die Lean-and-Green-Diät gemäß den Empfehlungen befolgen, ist die Umstellung Ihrer Essgewohnheiten sehr einfach. Eine umfassende sechzehnwöchige Studie mit 198 Personen bestätigte, dass die Teilnehmer am Lean and Green 5 & 1 Plan deutlich weniger Gewicht und Körperfett sowie einen geringeren Taillenumfang aufwiesen als die Teilnehmer der Kontrollgruppe, die nicht an der Lean and Green Diät teilnahmen. Die meisten Teilnehmer des 5 & 1-Plans verloren 5,7 % ihres Körpergewichts, 28,1 % sogar 10 %.

Probieren Sie die Lean and Green Diät aus. Mit diesem unterstützenden Kochbuch ist das Einzige, was Sie verlieren müssen, Gewicht!

Schlanke Und Grüne Rezepte

Geschmorte Lammhaxen

Zubereitungszeit: 15 Minuten.

Kochzeit: 2 Std. 30 Minuten.

Portionen: 4

Zutaten:

- 1/2 Pfund Auberginen, geschält
- (12-Unzen) Lammhaxen, zurechtgeschnitten
- Esslöffel gemahlener Sumach
- 1/4 Teelöffel Salz
- ½ Teelöffel schwarzer Pfeffer
- Esslöffel Olivenöl
- grüne Paprika, gewürfelt
- 1 kleine Zwiebel, gewürfelt
- Knoblauchzehen, gehackt
- Pflaumentomaten, gewürfelt
- 1 Tasse Wasser
- ½ Tasse Petersilie, gehackt

Richtung:

1) Die Lammhaxen mit schwarzem Pfeffer, Salz und 1 Esslöffel Sumach einreiben.
2) Lammfleisch mit 1 Esslöffel Öl in einem großen niederländischen Ofen 5 Minuten pro Seite anbraten.
3) Das Lammfleisch auf einen Teller geben.
4) Restlichen 1 Esslöffel Öl, Zwiebel, gehackte Knoblauchzehen, Paprika und 1 Esslöffel Sumach hinzufügen.
5) 5 Minuten anbraten, dann das Lammfleisch zurück in den Topf geben.
6) Tomaten, Wasser und Auberginen einrühren und zugedeckt 2 Stunden köcheln lassen.
7) Den Deckel abnehmen und 10 Minuten kochen, bis die Soße eindickt.
8) Mit Petersilie garnieren und warm servieren.

Anregung zum Servieren: Servieren Sie die Haxen mit Süßkartoffelsalat.

Variations-Tipp: Fügen Sie dem Belag gehackte grüne Zwiebeln hinzu.

Ernährung:

Kalorien: 425; Fett: 15 g; Kohlenhydrate: 12,3 g; Eiweiß: 23,3 g

Spinat-Hähnchen

Zubereitungszeit: 10 Minuten

Zubereitungszeit: 10 Minuten

Portionen: 2

Zutaten:

- 2 Knoblauchzehen, gehackt
- 2 Esslöffel ungesalzene Butter, geteilt
- ¼ Tasse Parmesankäse, zerkleinert
- ¾ Pfund Hähnchenteile
- ¼ Tasse Schlagsahne
- 10 Unzen gefrorener Spinat, gehackt
- Salz und schwarzer Pfeffer, nach Geschmack

Wegbeschreibung:

1) 1 Esslöffel Butter in einer großen Pfanne erhitzen und das Hähnchen, Salz und schwarzen Pfeffer hinzufügen.
2) Auf beiden Seiten etwa 3 Minuten braten und das Hähnchen in eine Schüssel geben.
3) Die restliche Butter in der Pfanne zerlassen und Knoblauch, Käse, Sahne und Spinat hinzufügen.
4) Etwa 2 Minuten kochen lassen und das Hähnchen hinzufügen.
5) Etwa 5 Minuten auf kleiner Flamme kochen und sofort servieren.
6) Hähnchen in eine Schüssel geben und für die Zubereitung der Mahlzeit abkühlen lassen. Auf 2 Behälter aufteilen und diese abdecken. Etwa 3 Tage lang im Kühlschrank aufbewahren und vor dem Servieren in der Mikrowelle aufwärmen.

Ernährung:

Kalorien: 288; Fett: 18,3 g; Kohlenhydrate: 3,6 g; Eiweiß: 27,7 g

Mongolisches Rindfleisch

Zubereitungszeit: 5 Minuten

Zubereitungszeit: 30 Minuten

Portionen: 6

Zutaten:

- ¼ Tasse Gemüsebrühe (Sie können Gemüsebrühwürfel oder eine Mischung verwenden und nach Anleitung zubereiten)
- 2 Esslöffel Hoisin-Sauce
- 2 Esslöffel Austernsauce
- Teelöffel Cayennepfeffer
- 1½ Pfund Flankensteak, in dünne Scheiben geschnitten
- Esslöffel, Traubenkernöl
- Esslöffel, gehackter Knoblauch
- Kopf Bok Choy, in dünne Scheiben geschnitten
- grüne Zwiebeln, in 2 Zoll lange Scheiben geschnitten
- Asiatische Auberginen, in dünne Scheiben geschnitten
- Esslöffel Basilikum
- Esslöffel Thymian

Wegbeschreibung:

1) Für die Marinadensauce Gemüsebrühe, Hoisin-Sauce, Austernsauce und Cayennepfeffer mischen. Tauchen Sie die Rindfleischscheiben in die Marinade und lassen Sie sie mindestens 30 Minuten im Kühlschrank ruhen. Je länger Sie das Rindfleisch marinieren lassen, desto intensiver sind die Aromen.
2) Während das Rindfleisch mariniert, bereiten Sie das Gemüse vor. Schalten Sie den Herd auf mittlere bis hohe Stufe und erhitzen Sie den Wok mit Traubenkernöl. Wenn das Öl heiß ist, geben Sie zuerst den Knoblauch hinein. Braun werden lassen. Das Gemüse hinzufügen und 5 Minuten lang anbraten. Aus dem Wok nehmen und beiseite stellen.
3) Das Rindfleisch und die Marinadensauce hinzugeben. Das Rindfleisch kochen, bis es gebräunt und die Sauce eingedickt ist, was bis zu 5 Minuten dauern kann. Das Gemüse und die Kräuter dazugeben und gut vermischen. Warm servieren.

Ernährung:

Kalorien: 312; Fett: 5g; Kohlenhydrate: 16g; Eiweiß: 54g

Knusprige Schweineschnitzel

Zubereitungszeit: 10 Minuten

Zubereitungszeit: 20 Minuten

Portionen: 4

Inhaltsstoffe

- lb. Schweinekoteletts ohne Knochen
- 1/4 Tasse Mehl
- 1/4 Teelöffel Pfeffer
- 1/2 Teelöffel Salz
- 3/4 Tasse Panko-Brotkrumen
- Eier
- Esslöffel Mayonnaise
- 2 Teelöffel Dijon
- 1/2 Teelöffel Apfelessig
- 2 Teelöffel Honig

Wegbeschreibung

1) Zwischen den beiden Lagen Frischhaltefolie die Schweinekoteletts gleichmäßig klopfen, bis sie 1/4 Zoll dick sind.
2) Mehl, Salz und Pfeffer auf einen Teller geben und mit einer Gabel vermischen, bis alles gut vermischt ist. In einer Schüssel die beiden Eier verquirlen. Auf einem anderen Teller das Panko-Paniermehl hinzufügen.
3) Jedes Schweineschnitzel in das Mehl tauchen und überschüssiges Mehl abschütteln. Dann das bemehlte Schweinefleisch in die Eimasse tauchen. Nun das Schweinefleisch in die Semmelbrösel tauchen.
4) Das Fleisch in die Semmelbrösel drücken, so dass eine gute Schicht entsteht.
5) Legen Sie die Koteletts in den Toaster-Ofen und garen Sie sie bei 390 Grad F für 10 bis 12 Minuten, oder bis das Schweinefleisch eine Innentemperatur von 165 Grad F erreicht.
6) Bereiten Sie während des Kochens die Honig-Dijon-Sauce zu, indem Sie alle Zutaten miteinander vermischen. Essen Sie das gekochte Schweinefleisch mit der Sauce.

Ernährung:

Kalorien: 190; Fett: 4g; Kohlenhydrate: 33g; Eiweiß: 6g;

Hähnchen-Omelett

Zubereitungszeit: 5 Minuten

Zubereitungszeit: 15 Minuten

Portionen: 1

Zutaten:

- 2 Scheiben Speck; gekocht und zerbröselt
- 2 Eier
- Esslöffel hausgemachte Mayonnaise
- Tomate; gewürfelt.
- 1 Unze Brathähnchen; zerkleinert
- Teelöffel Senf
- kleine Avocado; entkernt, geschält und gewürfelt.
- Mit Salz und schwarzem Pfeffer abschmecken.

Wegbeschreibung:

1) In einer Schüssel die Eier mit etwas Salz und Pfeffer vermischen und leicht verquirlen.
2) Eine Pfanne auf mittlerer Stufe erhitzen, mit etwas Pflanzenöl besprühen, Eier hineingeben und das Omelett 5 Minuten lang braten. Hähnchen, Avocado, Tomate, Speck, Mayo und Senf auf die eine Hälfte des Omeletts geben.
3) Omelett zusammenklappen, Pfanne abdecken und weitere 5 Minuten garen.
4) Auf einen Teller geben und servieren.

Ernährung:

Kalorien: 400; Fett: 32 g; Ballaststoffe: 6 g; Kohlenhydrate: 4 g; Eiweiß: 25 g

Mit Speck umwickelter Spargel

Zubereitungszeit: 10 Minuten

Zubereitungszeit: 20 Minuten

Portionen: 2

Zutaten:

- 1/3 Becher schwere Schlagsahne
- 2 Scheiben Speck, vorgekocht
- kleine Stangen Spargel
- Salz, nach Geschmack
- Esslöffel Butter

Wegbeschreibung:

1) Heizen Sie den Ofen auf 360 Grad vor und fetten Sie ein Backblech mit Butter ein.
2) In der Zwischenzeit Sahne, Spargel und Salz in einer Schüssel vermischen.
3) Den Spargel mit Speckscheiben umwickeln und in die Auflaufform legen.
4) Die Auflaufform in den Ofen schieben und etwa 20 Minuten backen.
5) Aus dem Ofen nehmen und heiß servieren.
6) Den mit Speck umwickelten Spargel in eine Schüssel geben und zum Abkühlen beiseite stellen, um das Essen vorzubereiten. Auf 2 Behälter aufteilen und den Deckel auflegen. Etwa 2 Tage lang im Kühlschrank aufbewahren und vor dem Servieren in der Mikrowelle aufwärmen.

Ernährung:

Kalorien: 204; Fett: 19,3 g; Kohlenhydrate: 1,4 g; Eiweiß: 5,9 g

Kichererbsen-Nuggets

Zubereitungszeit: 10 Minuten

Zubereitungszeit: 30 Minuten

Portionen: 2

Zutaten:

- 2 Tassen gekochte Kichererbsen
- ½ Teelöffel Salz
- Teelöffel Zwiebelpulver
- 1/3 Tasse und 1 Esslöffel Semmelbrösel

Wegbeschreibung:

1) Schalten Sie den Backofen ein, stellen Sie ihn auf 350 Grad F und lassen Sie ihn vorheizen.
2) In der Zwischenzeit die Kichererbsen in eine Küchenmaschine geben und pulsieren, bis sie zerbröselt sind.
3) Die Kichererbsen in eine Schüssel geben, die restlichen Zutaten bis auf 1/3 Tasse Semmelbrösel dazugeben und rühren, bis sich eine stückige Masse ergibt.
4) Aus der Masse gleichmäßig große Kugeln formen, jede Kugel zu einem Nugget formen, auf ein mit Öl eingefettetes Backblech legen und dann 15 Minuten pro Seite goldbraun backen.

Ernährung:

Kalorien: 291,6; Fette: 3,9 g; Kohlenhydrate: 26,8 g; Eiweiß: 19,9 g

Sloppy Joe

Zubereitungszeit: 5 Minuten

Zubereitungszeit: 12 Minuten

Portionen: 2

Zutaten:

- ¼ Tasse gehackte weiße Zwiebel
- Tasse gekochtes Kamut
- ¼ Tasse gehackte grüne Paprika
- ½ Tasse gekochte Kichererbsen
- ¾ Tasse Barbecue-Sauce, alkalisch

Extra:

- ½ Teelöffel Meersalz
- 1/8 Teelöffel Cayennepfeffer
- ½ Teelöffel Zwiebelpulver
- ½ Esslöffel Traubenkernöl

Wegbeschreibung:

1) Kichererbsen und Kamut in eine Küchenmaschine geben und pulsieren, bis sie sich vermischen.
2) Dann nehmen Sie eine große Pfanne, stellen sie auf mittlere bis hohe Hitze, geben das Öl hinein und wenn es heiß ist, geben Sie die Zwiebel und die Paprika in die Pfanne, rühren alle Gewürze hinein und kochen sie dann 5 Minuten lang, bis sie weich sind.
3) Die gemischte Kichererbsenmischung hinzufügen, die restlichen Zutaten unter Rühren hinzufügen und 5 Minuten köcheln lassen.

Ernährung:

Kalorien: 166,5; Fette: 2,5 g; Kohlenhydrate: 32,5 g; Eiweiß: 7 g

Zitronen-Lammkoteletts

Zubereitungszeit: 15 Minuten.

Zubereitungszeit: 18 Minuten.

Portionen: 8

Zutaten:

- Schale von 2 Zitronen
- Esslöffel Oregano, gehackt
- 1/4 Teelöffel Salz
- Schwarzer Pfeffer nach Geschmack
- 8 Lammkoteletts, zurechtgeschnitten
- 1/4 Tasse Tahini
- ¼ Tasse fettarmer Joghurt
- ¼ Tasse entkernte Gurke, gewürfelt
- ¼ Tasse Zitronensaft
- Knoblauchzehen, gehackt
- Esslöffel frische Petersilie, gehackt
- Esslöffel Wasser
- Teelöffel Olivenöl

Richtung:

1) Heizen Sie den Backofen auf 400 Grad F vor,
2) Die Lammkoteletts mit schwarzem Pfeffer, ¾ Teelöffel Salz, Oregano und Zitronenschale einreiben.
3) Die Lammkoteletts 1 Stunde lang zugedeckt in den Kühlschrank legen.
4) Tahini mit ½ Teelöffel Salz, Petersilie, Knoblauch, Zitronensaft, Gurke und Joghurt in einer kleinen Schüssel vermischen.
5) Lammkoteletts mit Öl in einer Pfanne 2 Minuten pro Seite anbraten.
6) Nun werden sie 14 Minuten lang im Ofen gebacken.
7) Mit der Tahinisauce übergießen.
8) Warm servieren.

Ernährung:

Kalorien: 425; Fett: 14 g; Kohlenhydrate: 44 g; Eiweiß: 28,3 g

Rindfleisch mit Bohnen

Zubereitungszeit: 10 Minuten

Zubereitungszeit: 13 Minuten

Portionen: 4

Zutaten:

- 12 Oz. Mageres Steak
- Zwiebel, in Scheiben geschnitten
- Dose gehackte Tomaten
- 3/4 Tasse Rinderbrühe
- 4 Esslöffel frischer Thymian, gehackt
- Dose Rote Kidneybohnen
- Salz und Pfeffer nach Geschmack
- Backofenfeste Schüssel

Wegbeschreibung:

1) Heizen Sie den Ofen der Cuisinart Luftfritteuse auf 390 Grad vor.
2) Fritierofen. Die Temperatur auf 390°F und die Zeit auf 13 Minuten einstellen. 3 Minuten kochen. Das Fleisch hinzufügen und 5 Minuten weitergaren.
3) Die Tomaten und ihren Saft, die Rinderbrühe, den Thymian und die Bohnen hinzufügen und weitere 5 Minuten kochen lassen.
4) Nach Geschmack mit schwarzem Pfeffer würzen.

Ernährung:

Kalorien: 178; Fette: 15g; Kohlenhydrate: 44g; Eiweiß: 9g

Gebackener Kabeljau mit Kräuterkruste

Zubereitungszeit: 5 Minuten

Zubereitungszeit: 10 Minuten

Portion: 4

Zutaten:

- ¼ Tasse Honig
- ¼ Teelöffel Salz
- ½ Tasse Panko
- ½ Teelöffel Pfeffer
- Esslöffel kaltgepresstes Olivenöl
- Esslöffel Zitronensaft
- Teelöffel getrocknetes Basilikum
- Teelöffel getrocknete Petersilie
- Teelöffel Rosmarin
- 4 Stück 4-Unzen-Kabeljaufilets

Richtung:

1) Fetten Sie eine 9 x 13-Zoll-Backform mit Olivenöl ein und heizen Sie den Ofen auf 375oF vor.
2) Panko, Rosmarin, Salz, Pfeffer, Petersilie und Basilikum in einem Zip-Top-Beutel vermischen.
3) Kabeljaufilets gleichmäßig in einer vorbereiteten Form verteilen und mit Zitronensaft beträufeln.
4) Dann die Filets von allen Seiten mit Honig bestreichen. Eventuell übrig gebliebenen Honig wegwerfen.
5) Dann die Panko-Mischung gleichmäßig auf den Kabeljaufilets verteilen.
6) In den Ofen schieben und zehn Minuten backen, bis der Fisch gar ist.

Ernährung:

Kalorien: 137; Fett: 2g; Kohlenhydrate: 21g; Eiweiß: 5g

Verrückte Saganaki-Garnele

Zubereitungszeit: 10 Minuten

Zubereitungszeit: 10 Minuten

Portion: 4

Zutaten:

- ¼ Teelöffel Salz
- ½ Tasse Chardonnay
- ½ Tasse zerkrümelter griechischer Feta-Käse
- mittlere Fenchelknolle, entkernt und fein gehackt
- kleine Chilischote, entkernt und gehackt
- Esslöffel kaltgepresstes Olivenöl
- 12 Jumbo-Garnelen, entdarmt, mit belassenen Schwänzen
- Esslöffel Zitronensaft, geteilt
- 5 Frühlingszwiebeln in dünne Scheiben geschnitten
- Pfeffer nach Geschmack

Richtung:

1) In einer mittelgroßen Schüssel Salz, Zitronensaft und Krabben mischen.
2) Eine Saganaki-Pfanne (oder einen großen Topf mit Antihaftbeschichtung) auf mittlerer Flamme stellen und Öl erhitzen.
3) Chilischote, Frühlingszwiebeln und Fenchel 4 Minuten lang anbraten oder bis sie zu bräunen beginnen und bereits weich sind.
4) Mit Wein ablöschen und eine weitere Minute anbraten.
5) Die Garnelen auf den Fenchel legen und zugedeckt 4 Minuten garen, bis die Garnelen rosa sind.
6) Nur die Garnelen herausnehmen und auf einen Teller geben.
7) Pfeffer, Feta und 1 Esslöffel Zitronensaft in die Pfanne geben und eine Minute lang kochen, bis der Käse zu schmelzen beginnt.
8) Zum Servieren die Käse-Fenchel-Mischung auf eine Servierplatte geben und mit den Garnelen belegen.

Ernährung:

Kalorien: 310; Fett: 6,8 g; Kohlenhydrate: 8,4 g; Eiweiß: 49,7 g

Thymian Jakobsmuscheln

Zubereitungszeit: 5 Minuten

Zubereitungszeit: 12 Minuten

Portionen: 1

Zutaten:

- lb. Jakobsmuscheln
- Salz und Pfeffer
- ½ Esslöffel Butter
- ½ Tasse Thymian, gehackt

Wegbeschreibung:

1) Waschen Sie die Jakobsmuscheln und trocknen Sie sie vollständig ab. Mit Pfeffer und Salz würzen, dann beiseite stellen, während Sie die Pfanne vorbereiten.
2) Eine Folienform an mehreren Stellen mit Butter einfetten und den Boden mit Thymian bestreuen. Die Jakobsmuscheln darauf legen.
3) Die Fritteuse auf 400°F vorheizen und den Rost hineinstellen.
4) Die Folienpfanne auf den Rost stellen und sieben Minuten lang garen lassen.
5) Die Pfanne vorsichtig aus der Fritteuse nehmen und die Jakobsmuscheln auf eine Servierplatte legen. Die restliche Butter in der Pfanne über den Fisch träufeln und genießen.

Ernährung:

Kalorien: 291; Fett: 9g; Kohlenhydrate: 5g; Eiweiß: 17g

Käsiger Heilbutt mit Zitrone

Zubereitungszeit: 10 Minuten

Zubereitungszeit: 20 Minuten

Portionen: 2

Zutaten:

- 1 lb. Heilbuttfilet
- ½ Tasse Butter
- ½ Esslöffel Mayonnaise
- ½ Esslöffel Zitronensaft
- ¾ Tasse Parmesankäse, gerieben

Wegbeschreibung:

1) Heizen Sie Ihre Fritteuse auf 375°F vor.
2) Die Heilbuttfilets mit Kochspray besprühen und nach Belieben würzen.
3) Den Heilbutt in die Fritteuse geben und zwölf Minuten lang garen.
4) In der Zwischenzeit Butter, Mayonnaise und Zitronensaft in einer Schüssel mit einem Handrührgerät vermengen. Darauf achten, dass eine cremige Textur entsteht.
5) Den geriebenen Parmesan unterrühren.
6) Wenn der Heilbutt fertig ist, die Fritteuse öffnen und die Butter mit einem Buttermesser auf dem Fisch verteilen. Weitere zwei Minuten garen lassen, dann heiß servieren.

Ernährung:

Kalorien: 432; Fett: 18g; Kohlenhydrate: 12g; Eiweiß: 14g

Käse und Zwiebeln auf Bagel

Zubereitungszeit: 15 Minuten

Zubereitungszeit: 10 Minuten

Portionen: 4

Zutaten:

- 250 g (8 Unzen) Räucherlachsfilet, in dünne Scheiben geschnitten
- 1/2 Tasse (125 g) Frischkäse
- mittlere (110 g) Zwiebel, in dünne Scheiben geschnitten
- 4 Bagels (je ca. 80 g), geteilt
- Esslöffel (7 g) frische Petersilie, gehackt
- Frisch gemahlener schwarzer Pfeffer zum Abschmecken

Wegbeschreibung:

1) Die untere Hälfte der Bagels mit Frischkäse bestreichen. Mit Lachs und Zwiebeln belegen, mit Pfeffer würzen, mit Petersilie bestreuen und mit den Bagelspitzen abdecken.
2) Servieren und genießen.

Ernährung:

Kalorien: 34; Fett: 1g; Kohlenhydrate: 0g; Eiweiß: 5g

Mousse aus Zartbitterschokolade

Zubereitungszeit: 10 Minuten.

Zubereitungszeit: 0 Minuten.

Portionen: 2

Zutaten:

- 2 reife Avocados, geschält und entkernt
- ½ Tasse dunkles Kakaopulver
- Esslöffel Vanilleextrakt
- ¼ Tasse Stevia-Pulver
- ¼ Tasse Mandelmilch
- Prise Salz

Richtung:

1) Alle Avocados mit den restlichen Zutaten in einem Mixer pürieren, bis sie glatt sind.
2) Die Mousse 1 Stunde lang zugedeckt in den Kühlschrank stellen.
3) Garnieren und servieren.

Ernährung:

Kalorien: 159; Fett: 3g; Kohlenhydrate: 21g; Eiweiß: 2g

Brennstoff-Hack-Rezepte

Schlanker und grüner Smoothie

Zubereitungszeit: 5 Minuten.

Kochzeit: 0 Minuten.

Portionen: 2

Zutaten:

- 2 ½ Tassen Grünkohlblätter, entstielt
- Tasse Ananas, gewürfelt
- ¾ Tasse Apfelsaft, gekühlt
- ½ Tasse kernlose grüne Trauben, gefroren
- ½ Tasse Granny-Smith-Apfel, zerkleinert
- Tasse grüne Weintrauben, halbiert

Richtung:

1) Grünkohl mit Weintrauben, Apfel und Ananas in einem Mixer pürieren.
2) Mit halbierten Weintrauben servieren.
3) Viel Spaß!

Ernährung:

Kalorien: 84; Fett 7.g; Kohlenhydrate: 19g; Eiweiß: 1g

Medifast Pastetchen

Zubereitungszeit: 10 Minuten.

Kochzeit: 20 Minuten.

Portionen: 4

Zutaten:

- 3/4 Pfund. Dungeness Krabbenfleisch
- Esslöffel rote Paprika, gewürfelt
- Esslöffel grüne Paprika, gewürfelt
- Esslöffel Petersilienblätter, gehackt
- ½ Esslöffel schwere Mayonnaise
- Eier 3 Teelöffel Backpulver
- Teelöffel Worcestershire-Sauce
- Teelöffel Old Bay Gewürz
- 10 Kochspray

Richtung:

1) Krabbenfleisch mit Paprika, Petersilie, Mayonnaise, Backpulver, Worcestershire-Sauce und Old Bay Seasoning in einer Schüssel vermengen.
2) Aus dieser Mischung kleine Pastetchen formen.
3) Eine mit Kochspray eingefettete Pfanne auf mittlere Hitze stellen.
4) Die Patties 5 Minuten pro Seite anbraten.
5) Viel Spaß!

Ernährung:

Kalorien: 214; Fett 5,1 g; Kohlenhydrate: 31 g; Eiweiß: 17 g

Grüner Colada-Smoothie

Zubereitungszeit: 5 Minuten.

Kochzeit: 0 Minuten.

Portionen: 2

Zutaten:

- Tasse griechischer Joghurt
- Tasse gefrorene Ananas
- Tasse Babyspinat
- ½ Tasse leichte Kokosnussmilch
- ½ Teelöffel Vanilleextrakt
- Kokosnussflocken zum Garnieren

Richtung:

1) Joghurt mit Ananas, Spinat, Kokosmilch und Vanille in einem Mixer glatt pürieren.
2) Mit Kokosnussflocken garnieren und servieren.

Ernährung:

Kalorien: 325; Fett g; Kohlenhydrate: 35,4g; Eiweiß: 26,5g

Grüner Apfel-Smoothie

Zubereitungszeit: 5 Minuten.

Kochzeit: 0 Minuten.

Portionen: 2

Zutaten:

- 2 reife Bananen
- reife Birne, geschält, gewürfelt
- Tassen Grünkohlblätter, zerkleinert
- ½ Tasse Orangensaft
- ½ Tasse kaltes Wasser
- 12 Eiswürfel
- Esslöffel gemahlene Leinsamen

Richtung:

1) Bananen mit Birne, Grünkohlblättern, Orangensaft, kaltem Wasser, Eiswürfeln und Leinsamen in einem Mixer pürieren.
2) Servieren.

Ernährung:

Kalorien: 213; Fett 2,5 g; Kohlenhydrate: 49,5 g; Eiweiß: 3,5 g

Spinat-Smoothie

Zubereitungszeit: 5 Minuten.

Zubereitungszeit: 0 Minuten.

Portionen: 2

Zutaten:

- Tasse frischer Spinat
- 1 Banane
- ½ grüner Apfel
- 4 geschälte Erdbeeren
- 4 (1 Zoll) gefrorene Mangostücke
- ⅓ Tasse Vollmilch
- 1 Messlöffel Vanille-Eiweißpulver
- 1 Teelöffel Honig

Richtung:

1) Spinat mit Banane und grünem Apfel mit Erdbeeren, Mango, Milch, Proteinpulver und Honig in einem Mixer pürieren.
2) Servieren.

Ernährung:

Kalorien: 312; Fett: 25g; Kohlenhydrate: 44g; Eiweiß: 18,9g

Grünkohl-Käse-Muffins

Zubereitungszeit: 10 Minuten.

Zubereitungszeit: 25 Minuten.

Portionen: 9

Zutaten:

- 9 große Eier
- Tasse flüssiges Eiweiß
- 3/4 Tasse normaler griechischer Joghurt
- Unzen Ziegenkäse zerkrümelt
- 1/2 Teelöffel Salz
- 10 Unzen Grünkohl
- Tassen Kirschtomaten
- Kochspray

Richtung:

1) Heizen Sie den Ofen auf 375 Grad F vor.
2) Eier mit Ziegenkäse, Joghurt und Eiweiß in einer Schüssel verquirlen.
3) Kirschtomaten und Grünkohl unterrühren und diese Mischung auf ein Muffinblech verteilen.
4) Die Muffinförmchen 25 Minuten im vorgeheizten Backofen backen.
5) Viel Spaß!

Ernährung:

Kalorien: 290; Fett: 15g; Kohlenhydrate: 11g; Eiweiß: 29g

Matcha-Avocado-Smoothie

Zubereitungszeit: 5 Minuten.

Zubereitungszeit: 0 Minuten.

Portionen: 2

Zutaten:

- 1/2 Avocado, geschält und gewürfelt
- 1/3 Salatgurke
- 2 Tassen Spinat
- 6 Unzen Kokosnussmilch
- 6 Unzen Mandelmilch
- Teelöffel Matcha-Pulver
- 1/2 Limettensaft
- 1/2 Messlöffel Vanille-Eiweißpulver
- 1/2 Teelöffel Chiasamen

Richtung:

1) Das Avocadofleisch mit der Gurke und den restlichen Zutaten in einem Mixer pürieren, bis es glatt ist.
2) Servieren.

Ernährung:

Kalorien: 297; Fett: 15 g; Kohlenhydrate: 58,5 g; Eiweiß: 7,3 g

Eierbecher

Zubereitungszeit: 10 Minuten.

Zubereitungszeit: 13 Minuten.

Portionen: 4

Zutaten:

- 4 Eier
- 8 Eiweiß
- ¼ c gehackte grüne Chilischoten
- Bund grüne Zwiebeln, gehackt
- 12 Stück kanadischer Speck
- Tasse zerkleinerter Spinat
- 1/8 Teelöffel Salz
- ½ Teelöffel schwarzer Pfeffer

Richtung:

1) Eier mit Eiweiß, grünen Chilis, grünen Zwiebeln, Spinat, schwarzem Pfeffer und Salz in einer Schüssel aufschlagen.
2) In jede Muffinform eines Muffinblechs eine Speckscheibe legen und andrücken.
3) Die Eimischung in der Speckschale verteilen.
4) 13 Minuten im Ofen bei 350 Grad backen.
5) Warm servieren.

Ernährung:

Kalorien: 163; Fett: 6,5 g; Kohlenhydrate: 3,4 g; Eiweiß: 22 g

Süßkartoffelrunden

Zubereitungszeit: 15 Minuten.

Zubereitungszeit: 22 Minuten.

Portionen: 6

Zutaten:

- 2 lbs. Süßkartoffeln
- ½ Esslöffel Olivenöl
- 1 Teelöffel Knoblauchpulver
- 1 Teelöffel Chilipulver
- 1 Teelöffel Salz
- Scharfe Sauce
- Monterrey Jack und Cheddarkäse, geraspelt
- Frühlingszwiebeln
- Saure Sahne

Richtung:

1) Heizen Sie den Ofen auf 450 Grad F vor.
2) Die Süßkartoffeln in ¼ Zoll dicke Scheiben schneiden.
3) Die Scheiben mit 1 Teelöffel Salz, 1 Teelöffel Chilipulver, 1 Teelöffel Knoblauchpulver und 1 ½ Esslöffel Olivenöl in einer großen Schüssel vermischen.
4) Diese Scheiben auf einem mit Pergamentpapier ausgelegten Backblech verteilen.
5) Die Süßkartoffelscheiben 10 Minuten backen, umdrehen und erneut 10 Minuten backen.
6) Jede Kartoffelscheibe mit grünen Zwiebeln, einem Klecks scharfer Soße und geriebenem Käse belegen.
7) Die Kartoffeln 2 Minuten backen, bis der Käse geschmolzen ist.
8) Mit saurer Sahne garnieren und warm servieren.

Ernährung:

Kalorien: 148; Fett: 22 g; Kohlenhydrate: 32,2 g; Eiweiß: 4,3 g

Zucchini-Häppchen

Zubereitungszeit: 15 Minuten.

Zubereitungszeit: 10 Minuten.

Portionen: 6

Zutaten:

- 2 große Zucchinis
- ½ Tasse Pizzasauce
- Teelöffel Oregano
- Tassen Mozzarella-Käse
- ¼ Tasse Parmesankäse

Richtung:

1) Heizen Sie den Backofen auf 450 Grad F vor. Ein Backblech mit einer Folie auslegen.
2) Schneiden Sie die Zucchini in ¼ Zoll dicke Scheiben und legen Sie sie auf das Backblech.
3) Jede Scheibe mit Pizzasauce, Oregano und Käse belegen.
4) Die Zucchinischeiben 5-10 Minuten backen, bis der Käse geschmolzen ist.
5) Warm servieren.

Ernährung:

Kalorien: 145; Fett: 8g; Kohlenhydrate: 4g; Eiweiß: 10g

Blumenkohl-Häppchen

Zubereitungszeit: 15 Minuten.

Zubereitungszeit: 20 Minuten.

Portionen: 8

Zutaten:

- 8 Tassen Blumenkohlröschen
- 2 Esslöffel Olivenöl
- ¼ Teelöffel koscheres Salz
- 2 Esslöffel scharfe Sauce
- 1-2 Esslöffel Sriracha
- Esslöffel Butter, geschmolzen
- Esslöffel Zitronensaft

Richtung:

1) Heizen Sie den Ofen auf 450 Grad F vor.
2) Ein umrandetes Backblech mit Kochspray bestreichen.
3) Blumenkohl mit Salz und Öl in einer großen Schüssel vermengen und gleichmäßig auf dem Backblech verteilen.
4) Die Blumenkohlröschen 15 Minuten lang im vorgeheizten Backofen rösten.
5) Scharfe Soße, Zitronensaft, Butter und Sriracha in einer großen Schüssel verrühren.
6) Blumenkohl dazugeben und gut durchmischen, um ihn zu überziehen.
7) Den Blumenkohl wieder auf das Backblech legen und 5 Minuten backen.
8) Warm servieren.

Ernährung:

Kalorien: 104; Fett: 3g; Kohlenhydrate: 17g; Eiweiß: 1g

Mit Pancetta umwickelte Pflaumen

Zubereitungszeit: 15 Minuten.

Zubereitungszeit: 11 Minuten.

Portionen: 8

Zutaten:

- 16 Pflaumen, entsteint
- 150 g Gorgonzola
- 16 Pancetta-Scheiben
- 3 Esslöffel Pflanzenöl
- 3 Esslöffel Walnüsse
- eine Handvoll Staudenselleriblätter
- Schwarzer Pfeffer, nach Geschmack

Richtung:

1) Pflaumen mit Wasser in einen Kochtopf geben, zugedeckt 5 Minuten kochen und abtropfen lassen.
2) Die Pflaumen trocken tupfen und die Kerne entfernen.
3) Den Gorgonzola in 16 Würfel schneiden und je einen Würfel in die entkernten Pflaumen stecken.
4) Jede Pflaume mit einer Pancetta-Scheibe umwickeln und mit einem Zahnstocher fixieren.
5) Eine Pfanne mit Speiseöl auf mittlere Hitze stellen und die eingewickelten Pflaumen 2-3 Minuten pro Seite anbraten.
6) Mit Walnüssen, schwarzem Pfeffer und Sellerieblättern garnieren.
7) Viel Spaß!

Ernährung:

Kalorien: 180; Fett: 4g; Kohlenhydrate: 19g; Eiweiß: 7g

Puten-Salat-Ringe

Zubereitungszeit: 15 Minuten.

Zubereitungszeit: 8 Minuten.

Portionen: 6

Zutaten:

- Pfund mageres Putenhackfleisch
- Esslöffel Pflanzenöl
- kleine Zwiebel, gewürfelt
- Knoblauchzehen, gehackt
- Teelöffel Ingwer, gerieben
- Paprika, gewürfelt
- Esslöffel Sojasauce
- Esslöffel Hoisin
- 1 Teelöffel Sesamöl
- Teelöffel Reisessig
- Frühlingszwiebeln, gehackt
- Salz, nach Geschmack
- Schwarzer Pfeffer, nach Geschmack
- Frische Kopfsalatblätter

Richtung:

1) Zwiebel mit Ingwer, Knoblauch und Speiseöl in einer großen Pfanne anbraten, bis sie weich sind.
2) Putenhackfleisch einrühren und 3 Minuten lang anbraten.
3) Reisessig, Sesamöl, Hoisin und Sojasauce hinzugeben und gut vermischen.
4) Grüne Zwiebeln und Paprika unterrühren und 5 Minuten lang anbraten.
5) Mit schwarzem Pfeffer und Salz abschmecken.
6) Diese Füllung auf den Salatblättern verteilen.
7) Servieren.

Ernährung:

Kalorien: 173; Fett: 8g; Kohlenhydrate: 18g; Eiweiß: 7g

Paprika-Häppchen

Zubereitungszeit: 15 Minuten.

Zubereitungszeit: 4 Minuten.

Portionen: 9

Zutaten:

- mittlere grüne Paprika
- mittlere rote Paprika
- 1/4 Tasse Mandeln, in Scheiben geschnitten
- 4 Unzen fettarmer Frischkäse
- 1 Teelöffel Zitronenpfeffer-Gewürzmischung
- 1 Teelöffel Zitronensaft

Richtung:

1) Die Paprikaschoten der Länge nach in zwei Hälften schneiden.
2) Die Paprikaschoten schälen und entkernen und jede Hälfte in 6 weitere Stücke schneiden.
3) Mandeln 4 Minuten in einer Pfanne rösten und dann in einer Küchenmaschine zerkleinern.
4) Frischkäse mit Zitronensaft und Zitronenpfeffer in einer Rührschüssel 2 Minuten lang verrühren.
5) Das Mandelmehl einrühren und 10 Sekunden lang mixen.
6) Geben Sie diese Füllung in den Spritzbeutel und spritzen Sie diese Mischung in das Paprikastück.
7) Servieren.

Ernährung:

Kalorien: 140; Fett: 5g; Kohlenhydrate: 16g; Eiweiß: 17g

Avocado-Garnele-Gurke

Zubereitungszeit: 15 Minuten.

Zubereitungszeit: 6 Minuten.

Portionen: 4

Zutaten:

- Salatgurke, in 1/2-Zoll-Scheiben geschnitten
- große Avocados, halbiert und entkernt
- Salz und schwarzer Pfeffer nach Geschmack
- Teelöffel Zitronensaft
- Marinade:
- 2 Pfund Garnelen, geschält und entdarmt
- 2 Knoblauchzehen, gehackt
- 1/2 Teelöffel Salz
- 1/2 Teelöffel Cayennepfeffer
- 1 Teelöffel Paprika
- Esslöffel Olivenöl
- 1 Esslöffel Zitronensaft

Richtung:

1) Garnelen mit Knoblauch, Salz, Cayennepfeffer, Paprika, Olivenöl und Zitronensaft mischen.
2) Diese Marinade 30 Minuten lang zugedeckt stehen lassen.
3) Avocado mit schwarzem Pfeffer und Salz in einer Schüssel pürieren.
4) Heizen Sie den Grill bei mittlerer bis hoher Hitze vor.
5) Die Garnelen auf dem Grill 3 Minuten pro Seite grillen.
6) Die Gurkenscheiben auf einer Servierplatte anrichten.
7) Diese Scheiben mit Avocadopüree belegen und eine gegrillte Garnele darauf legen.
8) Viel Spaß!

Ernährung:

Kalorien: 82; Fett: 4g; Kohlenhydrate: 7g; Eiweiß: 4g

Queso-Dip

Zubereitungszeit: 15 Minuten.

Zubereitungszeit: 12 Minuten.

Portionen: 8

Zutaten:

- Pfund mageres Putenhackfleisch
- kleine Zwiebel gewürfelt
- 1 Packung Taco-Gewürz
- Esslöffel Butter
- ½ Esslöffel Mehl
- 1 ½ Tasse Milch
- 1/2 Teelöffel Salz
- 1/8 Teelöffel schwarzer Pfeffer
- Unzen scharfer Cheddar, geraspelt
- Dose abgetropfte, gewürfelte Jalapeños (Unzen)

Richtung:

1) Truthahn mit Zwiebeln in einer großen Pfanne goldgelb anbraten.
2) Taco-Gewürz hinzufügen und gut vermischen.
3) In einer anderen Pfanne das Mehl mit der Butter 2 Minuten lang anschwitzen.
4) Vom Herd nehmen, die Milch dazugeben und gut verrühren, bis keine Klümpchen mehr vorhanden sind.
5) Cheddar-Käse, schwarzen Pfeffer und Salz hinzufügen und gut verrühren, bis er geschmolzen ist.
6) Truthahnfleischmischung und gewürfelte Jalapenos unterrühren.
7) Warm servieren.

Ernährung:

Kalorien: 229; Fett 5g; Kohlenhydrate: 37g; Eiweiß: 11g

Erdnussbutterkekse

Zubereitungszeit: 15 Minuten.

Zubereitungszeit: 12 Minuten.

Portionen: 4

Zutaten:

- 4 Tütchen optavia seidiger Erdnussbutter-Shake
- 1/4 Teelöffel Backpulver
- 1/4 Tasse ungesüßte Mandelmilch
- Esslöffel Butter, geschmolzen
- 1/4 Teelöffel Vanilleextrakt
- 1/8 Teelöffel Salz

Richtung:

1) Heizen Sie den Ofen auf 350 Grad F vor.
2) In einer Schüssel das Backpulver mit der Erdnussbutter mischen und auftanken.
3) Vanilleextrakt, geschmolzene Butter und Mandelmilch unterrühren, dann alles glatt rühren.
4) Den Teig in 8 Kekse teilen und auf ein mit Pergamentpapier ausgelegtes Backblech legen.
5) Die Plätzchen flachdrücken und 12 Minuten im vorgeheizten Ofen backen.
6) Die Kekse abkühlen lassen und servieren.

Ernährung:

Kalorien: 201; Fett 7g; Kohlenhydrate: 35g; Eiweiß: 6g

Crostini mit Ziegenkäse

Zubereitungszeit: 15 Minuten.

Zubereitungszeit: 10 Minuten.

Portionen: 2

Zutaten:

- Baguette
- 4 Unzen Ziegenkäse
- Honig
- Frische Minze, gehackt
- Gemahlener schwarzer Pfeffer

Richtung:

1) Heizen Sie den Ofen auf 350 Grad F vor.
2) Das Baguette in dünne, diagonal geschnittene Scheiben schneiden.
3) Die Baguettescheiben auf ein Backblech legen und 10 Minuten lang backen.
4) Verteilen Sie Ziegenkäse, Honig, Kräuter und schwarzen Pfeffer auf den Brotscheiben.
5) Viel Spaß!

Ernährung:

Kalorien: 348; Fett: 12g; Kohlenhydrate: 44g; Eiweiß: 11g

Banana Pops

Zubereitungszeit: 15 Minuten.

Zubereitungszeit: 0 Minuten.

Portionen: 2

Zutaten:

- 3 Bananen
- 3 Esslöffel rohes Kakaopulver
- 2 flüssige Stevia-Tropfen
- 3 Unzen Wasser
- 1/4 Tasse rohe Kakaonibs
- 1/4 Tasse Gojibeeren roh

Richtung:

1) In jede Banane eine Stange stecken.
2) Legen Sie diese Bananen für 30 Minuten in den Gefrierschrank.
3) Die restliche Banane mit Stevia, Wasser und Kakaopulver in einer Schüssel pürieren.
4) Die Bananen am Stiel in die Kakaomischung tauchen.
5) Mit Kakaonibs und Gji-Beeren belegen.
6) Servieren.

Ernährung:

Kalorien: 117; Fett: 12 g; Kohlenhydrate: 24,8 g; Eiweiß: 5 g

Büffel-Blumenkohl

Zubereitungszeit: 15 Minuten.

Zubereitungszeit: 36 Minuten.

Portionen: 4

Zutaten:

- Büffel-Blumenkohl
- Kopf Blumenkohl
- Esslöffel Olivenöl
- ½ Teelöffel koscheres Salz
- Büffel-Sauce
- Esslöffel ungesalzene Butter
- 1 Knoblauchzehe
- ¼ Tasse Frank's Hot Sauce
- Blauschimmelkäse-Sauce
- 1 Tasse Naturjoghurt
- ½ Tasse Blauschimmelkäse-Brösel
- 1/4 Teelöffel Salz
- 1 Teelöffel Knoblauchpulver
- Frisch gemahlener schwarzer Pfeffer
- Sellerie, zum Servieren

Richtung:

1) Heizen Sie den Ofen auf 450 Grad F vor.
2) Schneiden Sie den Blumenkohlkopf in kleine Röschen und schwenken Sie diese mit Salz und Olivenöl auf einem Backblech.
3) Den Blumenkohl 35 Minuten lang im vorgeheizten Ofen backen.
4) Für die Büffelsauce den Knoblauch mit der Butter in einem Topf 30 Sekunden lang anbraten.
5) Scharfe Soße einrühren und 30 Sekunden lang anbraten.
6) Die Blumenkohlröschen dazugeben und gut mit der Sauce vermischen.
7) Für den Käsedip alle Zutaten in einem Mixer pürieren.
8) Den Blumenkohl mit einem Frischkäse-Dip servieren.

9) Viel Spaß!

Ernährung:

Kalorien: 175; Fett: 16g; Kohlenhydrate: 31g; Eiweiß: 4,1g

Erdnussbutter-Brownie

Zubereitungszeit: 15 Minuten.

Zubereitungszeit: 1 Minute.

Portionen: 4

Zutaten:

- 3 Esslöffel Erdnussbutterpulver
- 3 Esslöffel Wasser
- 6 Päckchen optavia double chocolate brownie fueling
- Tasse Wasser

Richtung:

1) Erdnussbutterpulver mit Wasser und Schokobrownie in einer Schüssel vermischen.
2) Verteilen Sie diesen Teig auf einem mit Pergamentpapier ausgelegten Backblech in kleine Häufchen.
3) Abgedeckt 40 Minuten lang einfrieren.
4) Servieren.

Ernährung:

Kalorien: 361; Fett: 10g; Kohlenhydrate: 56g; Eiweiß: 14g

Schokoladen-Kirsch-Keks

Zubereitungszeit: 15 Minuten.

Zubereitungszeit: 12 Minuten.

Portionen: 4

Zutaten:

- Optavia Shake mit dunkler Schokolade und Kirsche
- ½ Teelöffel Backpulver
- Esslöffel Wasser

Richtung:

1) Heizen Sie den Ofen auf 350 Grad F vor.
2) Kirschshake mit Wasser und Backpulver in einer Schüssel vermischen.
3) Diesen Teig auf einem mit Pergamentpapier ausgelegten Backblech in 8 kleine Plätzchen teilen.
4) Diese Plätzchen 12 Minuten im vorgeheizten Ofen backen.
5) Servieren.

Ernährung:

Kalorien: 118; Fett: 20 g; Kohlenhydrate: 23,7 g; Eiweiß: 5,2 g

Gefüllte Birnen mit Mandeln

Zubereitungszeit: 15 Minuten.

Zubereitungszeit: 25 Minuten.

Portionen: 6

Zutaten:

Gewürze

- 4 Messerspitzen Zimt
- 3 Unzen Mehl
- 3 Unzen Kristallzucker
- 2 Esslöffel brauner Suppenzucker
- 3 Unzen Mandeln, gemahlen
- ½ Unze geriffelte Mandeln
- ½ Unze Haselnuss
- ½ Unze Butter
- 6 Birnen

Richtung:

1) Butter mit Zimt, Zucker, Mehl, Mandeln und Haselnüssen in einer Küchenmaschine vermengen.
2) Die Birnen entkernen und die Nussmischung auf die Birnen verteilen.
3) Die gefüllten Birnen auf ein Backblech legen.
4) Diese Birnen 25 Minuten lang bei 300 Grad im Ofen backen.
5) Nach dem Abkühlen servieren.

Ernährung:

Kalorien: 248; Fett 16g; Kohlenhydrate: 38,4g; Eiweiß: 14,1g

Erdnussbuttertörtchen

Zubereitungszeit: 15 Minuten.

Zubereitungszeit: 12 Minuten.

Portionen: 4

Zutaten:

- 1/4 Tasse cremige Erdnussbutter
- 5 Unzen Schokolade
- Kakaonibs, Meersalz

Richtung:

1) Schokolade mit Erdnussbutter in einer Schüssel in der Mikrowelle schmelzen.
2) Gut mischen und diese Mischung auf 12 Mini-Muffinförmchen verteilen.
3) Zugedeckt 1 Stunde lang in den Kühlschrank stellen.
4) Servieren.

Ernährung:

Kalorien: 117; Fett: 12 g; Kohlenhydrate: 24,8 g; Eiweiß: 5 g

Vanillepudding

Zubereitungszeit: 15 Minuten.

Zubereitungszeit: 8 Minuten.

Portionen: 4

Zutaten:

- 2 Tassen Milch
- 1/4 Teelöffel Salz
- 1/2 Tasse Milch
- 3 Esslöffel Speisestärke
- 3/4 Teelöffel reiner Vanilleextrakt
- 1/8 Teelöffel Stevia
- 2 Teelöffel Butterschmalz

Richtung:

1. 2 Tassen Milch in einem Kochtopf erwärmen.
2. Maisstärke mit ½ Tasse Milch in einer Schüssel verrühren und in den Kochtopf gießen.
3. Diese Milchmischung 3 Minuten lang kochen, bis sie eindickt,
4. Die restlichen Zutaten unterrühren, dann gut mischen.
5. Lassen Sie den Pudding abkühlen und servieren Sie ihn.

Ernährung:

Kalorien: 198; Fett 14g; Kohlenhydrate 34g; Eiweiß 1,3g

Bananenplätzchen

Zubereitungszeit: 10 Minuten.

Zubereitungszeit: 15 Minuten.

Portionen: 4

Zutaten:

- 2 reife Bananen
- 1/3 Tasse Mandelmilch
- Tasse Allzweckmehl
- 1/2 Teelöffel Backpulver

Richtung:

1. Heizen Sie den Ofen auf 350 Grad F vor.
2. Bananen mit Mandelmilch in einer Rührschüssel pürieren.
3. Backpulver und Mehl unterrühren, dann gut mischen.
4. Den Teig mit einem Löffel in 13 Kekse teilen und auf ein Backblech mit Pergamentpapier geben.
5. Diese Kekse 15 Minuten im Ofen backen.
6. Die Kekse abkühlen lassen.
7. Servieren.

Ernährung:

Kalorien: 159; Fett 3g; Kohlenhydrate 21g; Eiweiß 2g

Süßkartoffel-Käsekuchen

Zubereitungszeit: 10 Minuten.

Zubereitungszeit: 15 Minuten.

Portionen: 6

Zutaten:

- Ei, ganz
- ¼ Tasse Joghurt-Käse
- 1/2 Tasse Kokosnussmilch
- 1/8 Teelöffel Kürbiskuchengewürz
- ½ Teelöffel Vanille
- Esslöffel Ahornsirup
- Packung optavia Honig-Süßkartoffeln
- ½ Teelöffel Süßblattstevia in Pulverform
- Zum Garnieren:
- 15 Mandeln, gehackt

Richtung:

1. Honig-Süßkartoffel-Treibstoff mit den restlichen Zutaten in einer Schüssel mischen.
2. Diese Mischung auf 6 Muffinförmchen verteilen und die Mandeln darüber träufeln.
3. 15 Minuten im Ofen bei 350 Grad backen.
4. Servieren.

Ernährung:

Kalorien: 245; Fett 14 g; Kohlenhydrate 23,3 g; Eiweiß 4,3 g

Blumenkohl-Frühstücksauflauf

Zubereitungszeit: 10 Minuten.

Zubereitungszeit: 55 Minuten.

Portionen: 8

Zutaten:

- 8 Unzen Truthahnwurst, gekocht
- ¼ Tasse Zwiebel, gehackt
- 2 Tassen Blumenkohlröschen
- ½ Teelöffel Jalapeno-Gewürz
- ¼ Teelöffel Salz
- ¼ Teelöffel schwarzer Pfeffer
- 6 Scheiben Truthahnspeck, gekocht und gewürfelt
- 2 Tassen mexikanischer Käse, zerkleinert
- 8 große Eier
- 16 Unzen Eiweiß
- ¼ Tasse Mandelmilch

Richtung:

1. Heizen Sie den Ofen auf 350 Grad F vor.
2. Eine Auflaufform mit Kochspray einfetten.
3. Die Putenwurst in einer Pfanne goldbraun anbraten.
4. Zwiebeln und Blumenkohl in der gleichen Pfanne goldgelb anbraten.
5. Schwarzen Pfeffer, Salz und Jalapeno-Gewürz einrühren und gut vermischen.
6. Die Blumenkohlmischung in der vorbereiteten Auflaufform verteilen.
7. Diese Mischung mit Käse und Speck belegen.
8. Eiweiß mit Eiern und Mandelmilch in einer Schüssel schlagen.
9. Diese Mischung über die Putenmasse gießen.
10. 45 Minuten im Backofen backen.
11. Mit Frühlingszwiebeln garnieren.
12. Warm servieren.

Ernährung:

Kalorien: 244; Fett 7,9 g; Kohlenhydrate 19 g; Eiweiß 14 g

Süßkartoffel-Muffins mit Preiselbeeren

Zubereitungszeit: 15 Minuten.

Zubereitungszeit: 20 Minuten.

Portionen: 4

Zutaten:

- 2 Esslöffel Butter, geschmolzen
- 1/4 Tasse brauner Zucker
- Ei
- 1 Teelöffel Vanille
- 1/4 Tasse Magermilch
- 1/2 Tasse Quark Hüttenkäse
- 1/2 Tasse gekochte Süßkartoffel, püriert
- 3/4 Tasse weißes Weizenvollkornmehl
- 1 Teelöffel Backpulver
- 1 Tasse frische Preiselbeeren

Richtung:

1. Alle Zutaten für den Teig in einer Schüssel zu einem glatten Teig verrühren.
2. Die Cranberries unterrühren und den Teig auf die Muffinförmchen verteilen.
3. 20 Minuten bei 350 Grad F backen.
4. Die Cranberries abkühlen lassen und servieren.

Serviervorschlag: Genießen Sie diese Muffins mit einem erfrischenden Smoothie.

Variations-Tipp: Geben Sie einige Rosinen zu den Muffins.

Ernährung:

Kalorien: 225; Fett 9g; Kohlenhydrate 35,4g; Eiweiß 6,5g

Quinoa-Riegel

Zubereitungszeit: 15 Minuten.

Zubereitungszeit: 20 Minuten.

Portionen: 6

Zutaten:

- Tasse Weizenvollkornmehl
- ½ Tasse gekochte Quinoa
- Tasse Hafer
- 1/2 Tasse Nüsse, gehackt
- Teelöffel Zimt
- 1 Teelöffel Backpulver
- Esslöffel Chiasamen
- 2/3 Tasse Erdnussbutter
- 1/2 Tasse Honig
- Eier
- 2/3 Tasse Apfelmus
- 1 Teelöffel Vanille
- 1/2 Teelöffel Salz
- 1/3 Tasse Craisins
- 1/3 Tasse Schokoladenchips

Richtung:

1. Quinoa mit Honig, Erdnussbutter, Eiern, Vanille und Apfelmus in einer kleinen Schüssel mischen.
2. Die restlichen Zutaten einrühren und gut vermischen.
3. Diese Mischung in einer gefetteten 9x13 Auflaufform verteilen.
4. 20 Minuten bei 375 Grad F backen und dann in Riegel schneiden.
5. Servieren.

Ernährung:

Kalorien: 163; Fett 2,5 g; Kohlenhydrate 49,5 g; Eiweiß 3,5 g

Buchweizen-Crepes

Zubereitungszeit: 15 Minuten.

Zubereitungszeit: 10 Minuten.

Portionen: 4

Zutaten:

- 2/3 Tasse Buchweizenmehl
- 1/3 Tasse Weizenvollkornmehl
- 2 Eier
- ¼ Tasse Magermilch
- Esslöffel Honig
- Obst und griechischer Joghurt, zum Füllen

Richtung:

1. Mischen Sie die Mehle mit den Eiern, der Milch und dem Honig in einer Schüssel zu einem glatten Teig.
2. Eine antihaftbeschichtete Pfanne auf mittlere Hitze einstellen.
3. Geben Sie eine ¼ Tasse Teig in die Pfanne, verteilen Sie ihn gleichmäßig und braten Sie ihn 2 Minuten pro Seite.
4. Den Crêpe auf einen Teller geben und dann den restlichen Teig auf die gleiche Weise zubereiten.
5. Mit Früchten und Joghurt garnieren.
6. Servieren.

Ernährung:

Kalorien: 112; Fett 25g; Kohlenhydrate 44g; Eiweiß 8,9g

Haferflocken-Pfannkuchen

Zubereitungszeit: 10 Minuten.

Zubereitungszeit: 10 Minuten.

Portionen: 6

Zutaten:

- 2/3 Tasse griechischer Joghurt
- 3 Esslöffel entrahmte Milch
- Esslöffel Apfelmus
- Ei
- 1/2 Tasse weißes Weizenvollkornmehl
- 3/4 Tasse Haferflocken, zerkleinert
- Teelöffel Backpulver
- 1/2 Teelöffel Backpulver
- Esslöffel gemahlene Leinsamen
- Teelöffel Zimt

Richtung:

1. Mischen Sie die Mehle und die restlichen Zutaten in einer Schüssel zu einem glatten Teig.
2. Eine heiße Grillplatte auf mittlere Hitze einstellen.
3. Gießen Sie eine Schöpfkelle der Bratflüssigkeit auf die Grillplatte und backen Sie den Pfannkuchen 2 Minuten pro Seite.
4. Auf einen Teller geben und die restlichen Pfannkuchen auf die gleiche Weise zubereiten.
5. Warm servieren.

Ernährung:

Kalorien: 190; Fett 15g; Kohlenhydrate 11g; Eiweiß 9g

Blaubeer-Muffins

Zubereitungszeit: 15 Minuten.

Zubereitungszeit: 30 Minuten.

Portionen: 4

Zutaten:

- 2 Esslöffel Butter, geschmolzen
- Tasse frische Heidelbeeren
- 1/4 Tasse Zucker
- 1 Ei
- Teelöffel Vanille
- 1/4 Tasse Magermilch
- 1/2 Tasse Quark Hüttenkäse
- 1/2 Tasse gekochte Süßkartoffel, püriert
- 3/4 Tasse Weizenvollkornmehl
- Teelöffel Backpulver

Richtung:

1. Süßkartoffelpüree mit allen Zutaten außer den Cranberries in einer Schüssel glatt rühren.
2. Die Blaubeeren unterheben und gleichmäßig vermengen.
3. Den Teig in das Muffinblech geben und 30 Minuten bei 350 Grad backen.
4. Servieren.

Ernährung:

Kalorien: 197; Fett 15g; Kohlenhydrate 58,5g; Eiweiß 7,3g

Thunfisch-Quinoa-Küchlein

Zubereitungszeit: 15 Minuten.

Zubereitungszeit: 20 Minuten.

Portionen: 4

Zutaten:

- 1/2 Tasse gekochte Süßkartoffel, püriert
- 2 Dosen Thunfisch, abgetropft
- 3/4 Tasse gekochte Quinoa
- 1/4 Tasse grüne Zwiebel, gehackt
- 2 Knoblauchzehen, gehackt
- Esslöffel Zitronensaft
- 1 Ei
- 1/4 Tasse Naturjoghurt
- Esslöffel Senf
- 1/2 Teelöffel Cayennepfeffer
- 1 Teelöffel Paprika
- 1/2 Tasse Semmelbrösel

Richtung:

1. In einer kleinen Schüssel den Thunfisch und die Süßkartoffel gut vermischen.
2. Die restlichen Zutaten hinzufügen und umrühren, bis alles gut vermischt ist.
3. Aus dieser Mischung 6 Pastetchen formen.
4. Die Patties auf ein gefettetes Backblech legen und 20 Minuten bei 400 Grad backen.
5. Die Patties nach der Hälfte der Garzeit wenden.
6. Warm servieren.

Ernährung:

Kalorien: 273; Fett 8g; Kohlenhydrate 18g; Eiweiß 7g

Taco-Tassen

Zubereitungszeit: 15 Minuten.

Zubereitungszeit: 25 Minuten.

Portionen: 4

Zutaten:

- 2 Sargento-Käsescheiben
- 4 Unzen mageres Rinderhackfleisch
- Teelöffel Taco-Gewürz
- Toppings:
- Kopfsalat und Tomaten
- Esslöffel saure Sahne

Richtung:

1. Heizen Sie den Ofen auf 375 Grad F vor.
2. Das Rindfleisch in einer Pfanne 5 Minuten anbraten.
3. Taco-Gewürz einrühren und gut vermischen.
4. Ein Backblech mit Wachspapier auslegen.
5. Die Käsescheiben auf das Backblech legen und 7 Minuten im Ofen backen.
6. Lassen Sie den Käse abkühlen und legen Sie dann jede Käserunde in das Muffinblech.
7. Den Käse in Tassen drücken und das Rindfleisch auf diese Tassen verteilen.
8. Mit dem gewünschten Belag garnieren.
9. Warm servieren.

Ernährung:

Kalorien: 240; Fett 25g; Kohlenhydrate 16g; Ballaststoffe 1g; Zucker 1g; Protein 27g

Spaghetti-Caprese-Kürbis-Nester

Zubereitungszeit: 15 Minuten.

Kochzeit: 1 Stunde 35 Minuten.

Portionen: 4

Zutaten:

- Für die Nester:
- mittlerer Spaghettikürbis
- 1/4 Teelöffel Salz
- 1/4 Teelöffel schwarzer Pfeffer
- 1/4 Teelöffel Knoblauchpulver
- Esslöffel Eiweiß
- Füllung:
- Tasse Kirschtomaten
- 1/4 Teelöffel Salz
- 1/4 Teelöffel schwarzer Pfeffer
- Unzen Mozzarella-Käse, zerkleinert
- 1/4 Tasse Basilikum, gehackt

Richtung:

1. Heizen Sie den Ofen auf 375 Grad F vor.
2. Den Spaghettikürbis halbieren und auf das Backblech legen.
3. Den Kürbis 45 Minuten lang im Ofen backen.
4. Den Kürbis mit einer Gabel zerdrücken und die Schnitzel auf das Muffinblech verteilen.
5. Eiweiß mit Knoblauchpulver, schwarzem Pfeffer und Salz schlagen.
6. Diese flüssige Mischung auf die Muffinförmchen verteilen, in der Mitte jedes Förmchens ein Nest formen und 20 Minuten backen.
7. Die Tomaten auf einem Backblech verteilen und 20 Minuten im Ofen backen.
8. Die gebratenen Tomaten auf den Spaghettikürbis verteilen und mit Käse und den restlichen Zutaten belegen.
9. 10 Minuten im Backofen backen.
10. Warm servieren.

Ernährung:

Kalorien: 282; Fett 4g; Kohlenhydrate 7g; Eiweiß 14g

Essensplan

5 & 1 Mahlzeitenplan

Woche 1

<u>Kraftstoff-Hack-Gerichte</u>

Schlanker und grüner Smoothie

Medifast Pastetchen

Grüner Colada-Smoothie

Grüner Apfel-Smoothie

Spinat-Smoothie

<u>Schlankes und grünes Gericht</u>

Geschmorte Lammhaxen

Woche 2

<u>Kraftstoff-Hack-Gerichte</u>

Grünkohl-Käse-Muffins

Matcha-Avocado-Smoothie

Eierbecher

Süßkartoffelrunden

Zucchini-Häppchen

<u>Mageres und griechisches Gericht</u>

Spinat-Huhn

Woche 3

<u>Kraftstoff-Hack-Gerichte</u>

Blumenkohl-Häppchen

Mit Pancetta umwickelte Pflaumen

Puten-Salat-Ringe

Paprika-Häppchen

Avocado-Garnele-Gurke

Schlankes und grünes Gericht

Mongolisches Rindfleisch

Woche 4

Kraftstoff-Hack-Gerichte

Queso-Dip

Erdnussbutter-Kekse

Crostini mit Ziegenkäse

Büffel-Blumenkohl

Erdnussbutter-Brownie

Mageres und grünes Gericht

Knuspriges Posk-Schnitzel

4 & 2 & 1 Mahlzeitenplan

Woche 1

Kraftstoff-Hack-Gerichte

Beeren-Quinoa

Sellerie-Salat

Taco-Salat

Joghurt-Trail-Mix-Riegel

Schlanke und grüne Gerichte

Hähnchen-Omelett

Spargel im Speckmantel

Schlanker und grüner Snack

Kichererbsen-Nuggets

Woche 2

Curry-Thunfisch-Salat

Thunfisch-Quinoa-Küchlein

Taco-Tassen

Spaghetti-Caprese-Kürbis-Nester

Magere und gehaltvolle Gerichte

Rindfleisch mit Bohnen

Zitronen-Lammkoteletts

Schlanker und grüner Snack

Asiatischer Krautsalat

Woche 3

Feuer-Cracker-Garnelen

Knusprige Zucchini-Chips

Schlussfolgerung

Der Lean & Green Diätplan stellt sicher, dass Sie sechs Mal am Tag gesunde Mahlzeiten zu sich nehmen, d.h. alle 2 - 3 Stunden eine Mahlzeit. Sie können einen Zeitplan für Ihre Mahlzeiten nach Ihren eigenen Anforderungen aufstellen und sich genau an die Richtlinien von sechs Mahlzeiten pro Tag halten, d. h. sowohl Lean & Green-Mahlzeiten als auch Tankfüllungen über einen Zeitraum von 24 Stunden.

Die schlanke und grüne Diät war eine kalorienarme, pflanzliche Diät, bei der der Schwerpunkt auf Gemüse lag und verarbeitete Fleischsorten reduziert wurden. Andere Lebensmittel waren rohe Nüsse, Samen und Bohnen. Außerdem wurden verarbeitete Lebensmittel und kohlenhydrathaltige Getränke wie Limonaden und Säfte auf ein Minimum reduziert.

Der Diätplan betonte die Bedeutung von gesunden Fetten gegenüber schlechten Fetten. Bei aller Vorsicht mit der Kalorienzufuhr erlaubte die Diät dennoch den Verzehr von Vollkornprodukten, Hülsenfrüchten und Obst.

Da die Lean-and-Green-Küche bei der wöchentlichen Essensplanung von der Gesamtkalorienzahl ausgeht und nicht davon, wie viele Kalorien aus Fett oder Eiweiß stammen, hilft sie Ihnen, ein achtsameres Verhältnis zum Essen zu entwickeln. Es ist leichter, sich zu überessen und mehr Kalorien zu sich zu nehmen, als man braucht, wenn man nicht auf die tatsächliche Anzahl der Lebensmittel achtet, die man isst. Lean and Green Cooking hilft dabei, diesen Kreislauf zu durchbrechen und Ihnen Ihr Verhältnis zum Essen auf positive Weise bewusster zu machen.

Die Lean-and-Green-Diät ist die perfekte Diät für alle, die einen aktiven Lebensstil führen, aber ihr Gewicht in Schach halten und gleichzeitig Stress und Ängste abbauen wollen. Die Diät hat auch viele andere gesundheitliche Vorteile, wie z. B. eine deutliche Senkung des Cholesterinspiegels und ein geringeres Risiko für Herzerkrankungen, Diabetes und Krebs.

Wenn Sie diesen Ernährungsplan befolgen, können Sie Ihr Risiko für chronische Krankheiten verringern und auch Ihre geistige Gesundheit verbessern. Dies könnte eine hilfreiche Ressource für alle sein, die daran interessiert sind, mehr pflanzliche Lebensmittel in ihr tägliches Leben zu integrieren!

Die Lean-and-Green-Diät ist nicht sehr schwierig zu befolgen, solange Sie genügend zusätzliche Kalorien zu sich nehmen.

Vielen Dank fürs Lesen!

CPSIA information can be obtained
at www.ICGtesting.com
Printed in the USA
LVHW060027050622
720520LV00006B/84

9 781804 140994